わが国のうつ病ガイドラインをめぐる動向：普及を目指して

渡邊衡一郎
WATANABE Koichiro
杏林大学医学部精神神経科学教室

KEY WORD

うつ病，うつ病治療ガイドライン，AMED，EGUIDE プロジェクト

JN101334

▶ 1. ガイドラインの普及活動までの経緯

2012 年，日本うつ病学会より「うつ病治療ガイドライン」ver1 が発表され，つづいて 2016 年，ver2 が発表された．うつ病治療においては，薬物療法と精神療法がその両輪となるが，しかしいまだ多剤併用が問題視されるなど，この治療ガイドラインが十分に普及したとは残念ながらいえない状況がつづいていた．臨床における臨床家ごとのばらつきを修正し，より標準化された精神科医療を広めるため，何らかの工夫やはたらきかけが求められていた．

2015 年，「統合失調症薬物治療ガイドライン」が日本神経精神薬理学会より発表された．うつ病と統合失調症の治療ガイドラインがそろったのを受け，この二つの治

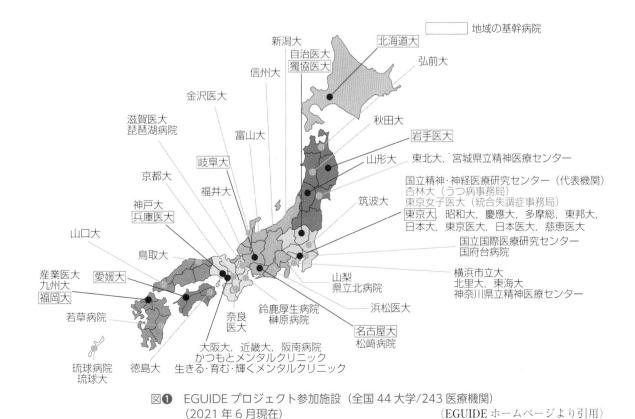

図❶　EGUIDE プロジェクト参加施設（全国 44 大学/243 医療機関）
（2021 年 6 月現在）　　　　　　　　　　　（EGUIDE ホームページより引用）

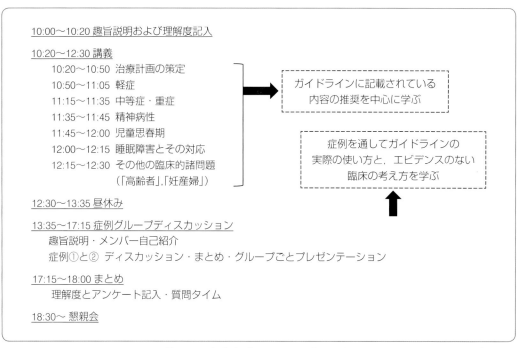

10:00〜10:20 趣旨説明および理解度記入

10:20〜12:30 講義
　　10:20〜10:50 治療計画の策定
　　10:50〜11:05 軽症
　　11:15〜11:35 中等症・重症
　　11:35〜11:45 精神病性
　　11:45〜12:00 児童思春期
　　12:00〜12:15 睡眠障害とその対応
　　12:15〜12:30 その他の臨床的諸問題
　　　　　　　　　（「高齢者」,「妊産婦」）

12:30〜13:35 昼休み

13:35〜17:15 症例グループディスカッション
　　趣旨説明・メンバー自己紹介
　　症例①と② ディスカッション・まとめ・グループごとプレゼンテーション

17:15〜18:00 まとめ
　　理解度とアンケート記入・質問タイム

18:30〜 懇親会

ガイドラインに記載されている
内容の推奨を中心に学ぶ

症例を通してガイドラインの
実際の使い方と，エビデンスのない
臨床の考え方を学ぶ

図❷　うつ病治療ガイドライン講習の流れ

療ガイドラインでの記載内容を広く普及させるべく，2016 年に国立研究開発法人日本医療研究開発機構（AMED）の支援を受け，「精神科医療の普及と教育に対するガイドラインの効果に関する研究：Effectiveness of GUIdeline for Dissemination and Education in psychiatric treatment（EGUIDE）プロジェクト」が始動した.

2. EGUIDE プロジェクトについて

このプロジェクトは，国立精神・神経医療研究センター（NCNP）の橋本亮太先生をリーダーとし，うつ病をわれわれ杏林大学，統合失調症を東京女子医科大学が事務局となって担当した. これまでに多くの精神科医に対して「治療ガイドラインの教育講習」を実施し，その効果を検証する研究をおこなってきた. いまでは，全国 44 大学と 243 の医療機関（2021 年 6 月現在）が参加する国内外に例のないガイドラインの教育・普及・検証プロジェクトに発展している（図❶）.

講習は午前 10 時から午後 6 時までで，午前中は座学にてガイドラインの各章についてそのエッセンスを学び，午後はガイドラインに記載されていないながらも臨床上大切な問題を織り込ませた二つの症例についてグループに分かれてディスカッションをするというワークショップ形式のプログラムとなっている（図❷）. これまで両ガ

イドラインに関する講習を全国で計 112 回おこない，延べ 2,500 人以上が参加した. また講師を務め，ディスカッションをファシリテートする指導医も 46 名にまで増えている（2021 年 6 月現在）.

どちらのガイドライン講習においても，ガイドラインの理解度は講習前と比較して講習後に顕著な向上が認められた[1]. 忙しい医師がたった 1 日の講習を受講することにより，ガイドラインの理解度が著明に向上する. この意義は大きいと考える（図❸）.

ほかにも，2016 年の講習後の理解度テストでの正答率の低い設問について，講習内容を翌年分かりやすく修正したことで翌年の正答率が上がったこと[2]を示している. また，このプロジェクトを機にわが国における大規模な処方データベースができたことから，わが国における抗うつ薬の単剤率が平均 58.6％である[3]ことなどが判明している. 現在もさまざまな解析が進んでおり，本プロジェクトによる知見が続々と発表される予定である.

本プロジェクトにて，両ガイドラインの理解度の向上および普及が進み，若手を中心に多くの精神科医に対してもより適切な治療に関する教育がおこなわれることで，より適切で標準化された治療が全国で広くおこなわれるようになることが期待できる. また，教育効果を検証することにより，さらに効果的な講習の方法論が開発され，精神科医および精神科医療にかかわるメディカル

図の上部:
> 252名（2016年）が参加：精神科歴0〜35年目まで（年齢24〜61歳まで）：女性率30%
> 年齢33.6±6.9, 医師歴7.2±5.4年, 精神科医歴4.7±5.3年

ガイドラインの推奨内容についての理解度（37点満点）

講習　前　30.9±2.9点
講習　後　34.2±1.9点

うつ病講習前後の理解度と
精神科医歴は相関

図❸　うつ病治療ガイドライン講習の成果
（Takaesu Y *et al*, 2019[1]）より改変引用）

スタッフへの生涯教育法の開発や，当事者やその家族への教育にもつながる可能性がある．

　なお，プロジェクト本体は前述のように理解度を調査し，処方行動に関するデータを登録し比較するという研究的試みであり，倫理委員会の承認を必要とするが，研究は無理だが講習会を受講したいとの声が全国から多く聞かれたため，日本うつ病学会など諸学会の学術集会や全国の精神科病院，診療所協会などにおいて，別途有料の講習会を開催している．さらには2019年に徳島で開かれた第16回日本うつ病学会ではEGUIDEプロジェクトの双極性障害版を発表した．これを機に現在双極性障害の治療ガイドラインの大改訂の作業中である．

3. 更なる発展に向けて

　さらに，これもAMEDの支援を受けて，望ましいうつ病外来診療について，こうしたうつ病治療ガイドラインの記載内容に加え，社会機能や当事者のQOLや満足度に焦点をあて，治療法選択においては共同意思決定法（shared decision making：SDM）を用いることを奨める理想的と思われる介入を促す講習会の効果をみるため，

講習会受講医師と通常治療をおこなう医師とのあいだで当事者の満足度への影響などを比較するクラスターランダマイズ化試験も実施し，現在解析中である．

【文献】

1) Takaesu Y, Watanabe K, Numata S *et al*：Improvement of psychiatrists' clinical knowledge of the treatment guidelines for schizophrenia and major depressive disorders using the 'Effectiveness of Guidelines for Dissemination and Education in Psychiatric Treatment（EGUIDE）' project：a nationwide dissemination, education, and evaluation study. *Psychiatry Clin Neurosci* **73**：642-648, 2019

2) Numata S, Nakataki M, Hasegawa N *et al*：Improvements in the degree of understanding the treatment guidelines for schizophrenia and major depressive disorder in a nationwide dissemination and implementation study. *Neuropsychopharmacol Rep* **4**：199-206, 2021

3) Iida H, Iga J, Hasegawa N *et al*：Unmet needs of patients with major depressive disorder-Findings from the 'Effectiveness of Guidelines for Dissemination and Education in Psychiatric Treatment（EGUIDE）' project：a nationwide dissemination, education, and evaluation study. *Psychiatry Clin Neurosci* **74**：667-669, 2020

うつ病のエキスパートコンセンサスによる薬物療法の考え方と実践

加藤 正樹

KATO Masaki

関西医科大学医学部医学科精神神経科学講座

KEY WORD

うつ病，抗うつ薬，使い分け，エキスパートコンセンサス，治療選択

はじめに

ほかの疾患と同様に，うつ病臨床においては，エビデンスをベースとし，患者の特徴や好みなどを考慮しておこなう evidence based medicine（EBM）が基本になる．しかし，エビデンスのベースとなるガイドラインやメタ解析には，うつ病の特徴に応じ，一歩踏み込んだ薬剤選択まで言及しているものはほとんどない．よって，治療者はその足りない部分を，経験値で埋めたり，指導医に相談するなどで補うことになる．そうした不十分なエビデンスや，治療者の足りない経験を補う際に，専門家なら何を選ぶのかを記したエキスパートコンセンサスが有用となる．今回取り上げるうつ病のエキスパートコンセンサスは日本臨床精神神経薬理学会の専門医のコンセンサスである[1]．日本臨床精神神経薬理学会の専門医は，最新のメタ解析やガイドラインにも精通し，EBM に基づいた診療をおこなっている方々が中心である．よって本稿で取り上げるエキスパートコンセンサスは，evidence based のエキスパートによるコンセンサスといえるのではないだろうか．

1. 症状と経過の把握

エキスパートコンセンサスの内容に入る前に準備段階として，うつ症状で苦しんでいる目の前の患者さんの具体的な症状は何で，その重症度はどの程度か，また，その症状はいつから継続していて，今，服用中の抗うつ薬でどれだけ変化したか，と思い返したとき，きちんと把握できるようにしておく必要がある．一般的なカルテ記載に加えて，経時的にうつ状態の各症状の重症度を定量化・数値化しておくことが大切である．自記式評価尺度である，簡易抑うつ症状尺度（quick inventory of depressive symptomatology-self report：QIDS-SR）や patient health questionnaire-9（PHQ-9）であれば，診察の待ち時間を利用して記入でき，診察時にはすでに重症度の大まかな評価が可能となる．復職準備段階前後は work productivity and activity impairment（WPAI）を使うと，absenteeism や presenteeism を含む労働生産性が評価出来て便利である．すべて自記式の主観的評価なので，症状によるバイアスで点数が多少増減する部分もあるが，現在のうつ状態の各症状の再考や過去からの経緯を大まかに評価できる．薬剤の使い分けの前に，このようなツールを利用し，症状と経過を評価することが，まず必要である．そのような準備があればエキスパートコンセンサスを実臨床で活用しやすくなる．

2. エキスパートコンセンサス

1）方法

2019 年 2 月 19 日から 4 月 25 日の期間で，日本臨床精神神経薬理学会専門医 277 名を対象とした調査をおこなった．設問はうつ病では 23 問であった．各選択肢への賛同の度合いを，9 段階のリッカート尺度により，それぞれの選択肢に同意できる程度を最高値 9～最低値 1 で回答していただき，使用しない場合は 1 を，いずれかを使用する場合は少なくとも 1 つの選択肢に 9 を付すよう

	95%CI			Mean (SD)	1と回答した人数	1〜3と回答した人数	4〜6と回答した人数	7〜9と回答した人数	9と回答した人数
	3rd-line	2nd-line	1st-line						
ミルタザピン			■	7.8 (1.5)	1	3	12	99	52
デュロキセチン			■	7.5 (1.5)	1	2	23	89	37
エスシタロプラム			■	7.3 (2.1)	4	8	22	84	49
ベンラファキシン			■	7.0 (2.0)	3	10	24	80	33
セルトラリン			■	6.8 (2.2)	6	11	33	70	29
パロキセチン		■		5.9 (2.2)	9	18	36	60	10
フルボキサミン		■		4.5 (2.4)	16	46	38	30	4
ミルナシプラン		■		4.5 (2.5)	23	43	42	29	5
アモキサピン		□		3.9 (2.6)	31	57	30	27	4
トラゾドン		□		3.8 (2.3)	26	58	36	20	2
クロミプラミン		□		3.5 (2.4)	35	65	29	20	2
ミアンセリン		□		3.3 (2.3)	39	69	35	10	3
アミトリプチリン		□		3.3 (2.3)	39	67	31	16	3
スルピリド		□		3.2 (2.2)	44	62	41	11	1
イミプラミン		□		2.9 (2.2)	44	76	27	11	2
ノルトリプチリン		□		2.7 (2.2)	52	82	21	11	1
マプロチリン	□			2.5 (1.9)	57	88	20	6	1
セチプチリン	□			2.2 (1.9)	65	92	16	6	1
ドスレピン	□			1.9 (1.7)	73	99	11	4	1
トリミプラミン	□			1.9 (1.5)	72	99	13	2	0
ロフェプラミン	□			1.9 (1.5)	72	100	11	3	0

図❶　中等度〜重度うつへの処方

(Sakurai H *et al*, 2020[1]) より改変引用)

にした．各薬剤の95%CIを計算し，下限が6.5以上あるものを1st-line treatmentとし，3.5以上を2nd-line treatmentとした．また半数以上が9点と評価した場合は，treatment of choiceと表現した．つまり，とくに1st-lineとして推奨される薬剤ということになる．回答が分散した薬剤はコンセンサスなしとした．ここでは誌面の都合もあるため，このコンセンサスなしよりも平均値が高い薬剤を中心にみていきたい．現在わが国で用いることができる薬剤のうち，気分障害関連薬ではボルチオキセチンとルラシドンは発売前であったため，アンケートの選択肢に採用されていない．

2）中等度以上のうつ病（図❶）

1st-lineには，ミルタザピンがスコア（SD），7.8±1.5

（スコア9選択者が45.6％）でトップであり，デュロキセチン7.5±1.5（スコア9選択者が32.5％），エスシタロプラム7.3±2.1，（スコア9選択者が43.0％），ベンラファキシン7.0±2.0（スコア9選択者が28.9％）がつづいて選ばれた．2nd-lineには，セルトラリン6.8±2.2，パロキセチン5.9±2.2が選ばれた．classicalな抗うつ薬ではアモキサピンが3.9±2.6で最も得点が高く，トラゾドン，クロミプラミンとつづいた．1st-lineには，すべて新規抗うつ薬のクラスから選ばれていた．ミルタザピンはメタ解析[2]や日本人におけるランダム化比較試験（RCT）[3]において，SSRIよりも早期寛解にすぐれることが示されたエビデンスとも一致した結果であった．

表❶　前景症状と抗うつ薬選択

	不安	興味・関心の喪失	不眠	食思不振	激越や著しい焦燥	希死念慮
エスシタロプラム	■■■■	2	2	2	2	2
セルトラリン	■■■■	2	2	2	2	2
フルボキサミン	―	2'	2'	2'	2'	2'
パロキセチン	2	2	―	―	―	―
デュロキセチン	2	■■■■	―	2	2	2
ベンラファキシン	2	■■■■	―	2	2	2
ミルナシプラン	2'	―	3	2'	3	2'
ミルタザピン	2	2	■■■■	■■■■	■■■■	■■■■
トラゾドン	3	3	2	3	2'	■■■■
スルピリド	3	3	3	2	3	3
三環系抗うつ薬	3	3	3	3	―	―
四環系抗うつ薬	3	3	2'	3	3	3

（Sakurai H *et al*, 2020[1]）より改変引用）

3）前景症状による選択

　各前景症状の推奨レベルを示す（表❶）．不安が前景症状の場合は，エスシタロプラムが7.8±1.5のスコアで53.5％が強く同意するに該当するスコア9を選びtreatment of choiceとなっている．セルトラリンが7.3（1.7），スコア9選択者が28.4％で1st-lineとなっている．社交不安やパニック障害に適応のあるSSRIのなかでも，シンプルな作用，用量調整のし易さ，忍容性の面からこの2剤が選択されたのではないだろうか．興味・関心の喪失が前景症状の場合はデュロキセチン（7.6±1.9 スコア9選択者が47.4％）とベンラファキシン（7.2±2.1 スコア9選択者が36.8％）の2剤のSNRIが選択されている．ノルアドレナリンの再取り込み阻害＝興味関心の改善というほど単純なものではないが，どれか一つに9点をつけるルールや，高用量のデュロキセチンが中核症状の改善に対してエスシタロプラムよりすぐれていたエビデンス[4]もあり，SNRIであるこの2剤が選択されたのであろう．ミルタザピンは不眠が前景（8.2±1.6，スコア9選択者が64.0％），食思不振が前景（7.9±1.9，スコア9選択者が57.9％）においてtreatment of choice，激越や著しい焦燥が前景（7.4±2.0，スコア9選択者が43.0％），希死念慮が前景（7.5±1.9，スコア9選択者が48.2％）において，1st-lineとなっており，ほかにこの4つの前景症状において1st-lineに選ばれた薬剤はなかった．classicalな抗うつ薬は多くの前景症状において総じて3rd-lineであったが，トラゾドンは不眠が前景で2nd-line（5.9±

2.4），スルピリドが食思不振で2nd-line（5.6±2.7）であった．ミルタザピンとトラゾドンはCANMATガイドライン[5]においても，不眠を伴ううつ病で推奨されており，また，ミルタザピンはヒスタミン受容体阻害，セロトニン2A，2C受容体阻害，アドレナリン$a_2>a_1$受容体阻害のバランスなどの薬理学的特徴より期待される，睡眠や焦燥感に対する効果と実際の臨床での使用経験とが合致し，今回のような結果になったのであろう．

4）高齢者のうつ病

　ミルタザピン（7.2±1.8 スコア9選択者が30.7％），セルトラリン（7.1±1.8 スコア9選択者が30.7％），エスシタロプラム（7.1±2.0 スコア9選択者が36.0％）が1st-lineとして選択された．デュロキセチン（6.6±2.1），ベンラファキシン（6.4±2.2）とパロキセチン（5.0±2.2）は2nd-lineであった．CANMATガイドライン[5]においては，ミルタザピンとデュロキセチンが1st-lineとなっており，セルトラリンとエスシタロプラムは2nd-lineとなっている．われわれが日本人を対象におこなったRCTのサブ解析においてミルタザピンは高齢者において一般成人より過鎮静・眠気の発現率が少なかったが，SSRIは一般成人より高齢者で消化器系の副作用発現率が多かった[3]．

表❷　現在の抗うつ薬に無反応または部分反応の場合

	無反応			部分反応		
	SSRI	SNRI	ミルタザピン	SSRI	SNRI	ミルタザピン
変薬：(別の) SSRI	2	2	2	—	—	—
併用：SSRI	■	3	2'	■	3	2'
変薬：(別の) SNRI	■	2	■	2	2	2
併用：SNRI	2'	■	2	2'	■	2
変薬：ミルタザピン	■	■	■	2	2	■
併用：ミルタザピン	2	2	■	■	■	■
併用：アリピプラゾール	2	2	2	■	■	2
併用：オランザピン	2	2	—	2	2	2
併用：クエチアピン	2	2	—	2	2	—
併用：リチウム	2	2	2'	2	2	2
併用：ラモトリギン	—	—	—	—	—	—
併用：ブレクスピプラゾール	2'	2'	2'	—	2'	2'
併用：リスペリドン	3	3	3	3	3	3
変薬：スルピリド	3	3	3	3	3	3
併用：スルピリド	3	3	3	3	3	3
変薬：トラゾドン	3	■	■	■	3	3
併用：トラゾドン	3	3	3	3	3	3
変薬：三環系抗うつ薬	2'	—	2'	3	3	3
併用：三環系抗うつ薬	3	3	3	3	3	3
変薬：四環系抗うつ薬	3	3	3	3	3	3
併用：四環系抗うつ薬	3	3	3	3	3	3
併用：ベンゾジアゼピン	3	3	3	3	3	3

(Sakurai H *et al*, 2020[1] より改変引用)

5）現在の抗うつ薬に無反応または部分反応の場合（表❷）

　表❷にあるように，無反応の場合，1st-line は変薬であり，SNRI やミルタザピンといったセロトニン作用に加えノルアドレナリン作用を有するクラスへの変更が評価されている．2nd-line では，変薬だけではなく，増強療法で用いるリチウムや非定型抗精神病薬の併用も評価を得ていた．部分反応の場合の 1st-line はアリピプラゾールによる抗うつ効果増強療法が最も同意が高かった．ミルタザピンに無反応・部分反応であった場合の 1st-line 薬剤のコンセンサスは得られていない．CAN-MAT ガイドライン[5] では，変薬の場合は，メタ解析で有効性が示されたエスシタロプラム，ミルタザピン，セルトラリン，ベンラファキシンに切り替えることが推奨されており，増強療法の場合は 1st-line としてアリピプラゾール，クエチアピン，リスペリドン，2nd-line として，ブレクスピプラゾール，リチウム，ミルタザピン，ミアンセリン，オランザピン，甲状腺疾患治療薬が推奨されている．

おわりに

　エキスパートコンセンサスにはほかにも，軽症うつ病や抗うつ薬中止に関するコンセンサスの結果が示されている．誌面の関係上，本稿では割愛した．

　このエキスパートコンセンサスを用い，足りないエビデンスや臨床経験を補い，実臨床に用いることになると思うが，基本は EBM であることは忘れてはならない．また，このエキスパートコンセンサスでは触れられていないが，薬物動態学的特徴や，薬物相互作用も十分注意して治療計画を考えるべきである．

文献

1）Sakurai H, Uchida H, Kato M *et al*：Pharmacological management of depression：Japanese expert consensus. *J Affect*

Disord **266** : 626-632, 2020

2) Watanabe N, Omori IM, Nakagawa A *et al* : Mirtazapine versus other antidepressants in the acute-phase treatment of adults with major depression : systematic review and meta-analysis. *J Clin Psychiatry* **69** : 1404-1415, 2008

3) Kato M, Takekita Y, Koshikawa Y *et al* : Non response at week 4 as clinically useful indicator for antidepressant combination in major depressive disorder. A sequential RCT. *J Psychiatr Res* **89** : 97-104, 2017

4) Chekroud AM, Gueorguieva R, Krumholz HM *et al* : Reevaluating the efficacy and predictability of antidepressant treatments : a symptom clustering approach. *JAMA Psychiatry* **74** : 370-378, 2017

5) Kennedy SH, Lam RW, McIntyre RS *et al* : Canadian Network for Mood and Anxiety Treatments (CANMAT) 2016 clinical guidelines for the management of adults with major depressive disorder : section 3. Pharmacological treatments. *Can J Psychiatry* **61** : 540-560, 2016

高齢者のうつ病治療ガイドラインのポイント

下田 健吾　木村 真人

SHIMODA Kengo, KIMURA Mahito

日本医科大学千葉北総病院メンタルヘルス科

KEY WORD

高齢者うつ病，ガイドライン，エビデンス，鑑別，治療

はじめに

わが国では人口の28.4％が65歳以上[1]という超高齢化社会に突入しており，このような状況の中で有病率の高い高齢者のうつ病は本人のみならず家族の社会心理学的負担を増加させ，身体疾患のみならず生命予後まで影響を及ぼすため，早期の発見および適切な治療が必要である．ところが高齢者うつ病において，身体併存症や認知機能低下などのバイアスの介在や高齢者に限定してデザインされた治療研究が少ないなどの問題があり，系統的レビューやメタ解析によって得られるエビデンスには限界がある．2016年に改訂された気分と不安の治療のためのカナダネットワーク：Canadian Network for Mood and Anxiety Treatments（CANMAT）は成人の大うつ病の管理のなかで，一部の集団として高齢者の項目が設けられた[2]．わが国では日本うつ病学会が大うつ病性障害の治療ガイドラインを公開していたが，高齢者うつ病の臨床課題は現在のガイドラインでは網羅できない側面があるとして，2020年7月1日付で「日本うつ病学会治療ガイドライン 高齢者のうつ病治療ガイドライン」が独立して公開された[3]．今回はこの新しいガイドラインのポイントを取り上げ概説する．

1. ガイドラインの概要

序文で触れているが系統的レビューのなかで定量的なものより定性的なものを中心におこなっており十分なエビデンスが得られないとの理由で「高齢者」が何歳以上であるかは規定していない．推奨の強さは弱いと強いの2つが用いられ，エビデンスの強さは強い，中等度，弱い，とても弱いの4段階となっており，臨床場面との乖離が小さくなるような配慮がされている．

本文は1）治療導入，2）状態の評価と基礎的介入，3）治療の各論，4）まとめ，で構成されており，3）治療の各論のみ項目が多岐にわたるせいかQ＆A型式でまとめられている．

2. ガイドラインの各項目の要点

1）治療導入

i の診断では一般成人と同じくDSMおよびICDによる操作的診断基準が適応されるとしている．また高齢者うつ病の特徴として脳血管病変を有する「血管性うつ病」[4]が多くみられることを取り上げ，若年発症のうつ病と比べて慢性の経過をとり，身体合併症も多く，認知機能障害がみられ予後が不良であることにも触れている．鑑別診断としては従来からいわれている認知症，アパシーおよびせん妄の鑑別のポイントとともに，高齢者では身体併存症や器質的疾患の頻度が高く，その治療に用いられている薬剤も多いため，これらによる抑うつに注意を要するとしている．臨床的にこのような要因による抑うつを鑑別することはむずかしく，鑑別のポイントも

記載されていないが，追加された意義は大きい．

ⅱの臨床的特徴としては再発率が高く維持療法が重要であるという点と生命予後や近年話題となってきた認知症への移行リスクが明記された．

ⅲは高齢者の薬物動態について記載されている．注意すべき副作用，他の薬剤との相互作用と注意点について詳細に記載されており，臨床場面でも役立つと思われる．

2）状態の評価と基礎的介入

ⅰの状態の評価としてうつ病のスクリーニングに必要な自記式および他覚的評価尺度の解説に加え，認知症の鑑別としてアパシーの評価を取り上げ，apathy scale[5]などの評価法が紹介されている点は興味深い．これらは鑑別によらず有効であると考えられる．食欲低下や脱水症による全身状態の悪化に注意し身体的な評価を定期的におこなう必要性にも触れている．高齢者のうつ病自体が時に致死的な病態を招くという警鐘を促しているところにも注目したい．

ⅱの基礎的な介入については従来から言われている喪失体験に注目し受容的・共感的態度を示すことが重要であると記載されているほか，本人のみならず家族に対する共感や自殺に対する注意喚起がされており，日々の臨床でも参考にしたい．

3）治療の各論

A．精神療法

試みるべき治療法として強く推奨しているが，患者の重症度に考慮すべきとの注釈が加えられている．広く知られている認知行動療法や問題解決療法のみならず回想療法・ライフレビュー療法や行動活性化療法の有効性も取り上げており斬新である．また薬物療法との併用の有効性については薬物療法単独よりも優れているというエビデンスはないとしながら，慢性の患者などに限定すれば，併用療法は一定の有効性が期待できるとしている．この分野でのエビデンスの確立が急がれる印象である．

電気けいれん療法（ECT）については弱いレベルであるが薬物療法よりも有用であるとしており，維持療法においては薬物療法単独よりもECT併用が強いエビデンスをもって有用であるとしている．急性期から維持期を通したエビデンスの確立が必要と思われる．最近話題の反復経頭蓋磁気刺激（repetitive transcranial magnetic stimulation：rTMS）療法については薬物療法の治療効果が得られない症例（精神病症状を伴うものを除く）に対するエビデンスの他，単独療法についても中等度のエビデンスがあるとしている．

B．薬物療法

抗うつ薬の有効性を示す傍ら各クラス間で有効性に差はないと明言している．しかし安全性の観点から新規抗うつ薬（SSRIあるいはSNRI）もしくはミルタザピンや四環系などの非三環系抗うつ薬（non-TCA）の使用を強く推奨しており，その中でどの薬剤が最も有効かの順位付けはおこなっていない．興味深い点として低用量での有効性について言及し，低用量（通常の開始用量の半量）での効果を確認することをとても弱いエビデンスではあるが強く推奨している．さらに維持療法における投与期間として少なくても1年間を強く推奨し，それ以降は再発リスクを考慮し高い場合は長期の維持療法を考慮すべきとし，以前から教科書的に言われていた少量投与から徐々にゆっくりと治療するという，臨床上の高齢者うつ病の薬物療法の鉄則をある程度のエビデンスで証明することを試みている．第一選択薬による治療に成功しなかった場合，変更および併用の有用性を示すエビデンスは取るに足らないとしたうえで，変更は試みることを提案できるが，併用は有害事象も考えリスクが効果を上回るとは考えられず，おこなわないことが望ましいとまとめている．抗うつ薬以外の追加いわゆる補充療法についてはアリピプラゾールに強いエビデンス，炭酸リチウムには中等度のエビデンスで有効であるとしている．アリピプラゾールの長期投与についてはジスキネジアなどの遅発性の有害事象に留意すると提案されていることは興味深い．炭酸リチウム投与にあたって有害事象の発現や血中濃度の上昇に留意することが推奨されており，これは臨床的によく知られた問題に対する回答である．**表❶**にCANMATの高齢者のうつ病の章と今回のガイドラインにおける薬物療法の見解をまとめたので参考にされたい．

おわりに

わが国で膨大なレビューから高齢者うつ病に特化したガイドラインが作られたことは喜ばしいことで，その内容も高齢者うつ病の多様性や個々の臨床的な問題にも目を向けるなど，ナラティブな要素もあり，現時点で世界

表❶　CANMAT（高齢者のうつ病の章）と日本うつ病学会による高齢者のうつ病ガイドラインの薬物治療のまとめ

	CANMAT（高齢者のうつ病の章）	高齢者のうつ病ガイドライン
初回第一選択薬	デュロキセチン，ミルタザピン，ノルトリプチリンを最も高いエビデンスレベルで推奨	各クラス間で有効性に差はない 有害事象を考慮すると新規抗うつ薬や non-TCA を強く推奨
低用量の抗うつ薬の有効性	保守的な治療原則と表現	エビデンスレベルは低いが半量程度から開始を強く推奨
第一選択薬で反応しない場合の変更	ノルトリプチリンを最も高いエビデンスレベルで推奨	有効性を示すエビデンスは乏しい 前薬の忍容性が不良の場合は試みてもよいと提案
第一選択薬で反応しない場合の併用	アリピプラゾールと炭酸リチウムを最も高いエビデンスレベルで推奨	アリピプラゾールに強いエビデンス，炭酸リチウムに中等度のエビデンス
非定型抗精神病薬の使用や注意点	アリピプラゾールとクエチアピン XR の有効性を示すアリピプラゾールによるアカシジア・パーキンソニズムの記載のみ 認知症に対する死亡リスク上昇	上記で取り上げたアリピプラゾールによるアカシジア・パーキンソニズムの発現はあるものの忍容性に高いエビデンス 長期使用によるジスキネジアなどの副作用に留意する提案
維持療法の期間	具体的な記載なし 10〜12 週の治療期間を要するメタ解析を紹介	再発リスクから寛解後 1 年は維持療法をおこなうことを強く推奨，その後は個々のリスクや患者家族の希望により決定することを考慮

CANMAT：Canadian Network for Mood and Anxiety Treatments　non-TCA：非三環系抗うつ薬　XR：extended release（徐放性製剤）

（MacQueen GM *et al* 2016[2]，高齢者のうつ病治療ガイドライン 2020[3] を引用し筆者作成）

的に見ても唯一無二なものである．十分なエビデンスが不足し歯切れの悪い部分が散見され，ナラティブな要素を取り入れたことにより相反した側面が生じわかりにくい部分もあるが，今後の改訂でさらに洗練されたガイドラインになることを期待したい．

【文献】

1) 総務省統計局：統計からみた我が国の高齢者―「敬老の日」にちなんで―，2019（https://www.stat.go.jp/data/topics/topi1211.html）

2) MacQueen GM, Frey BN, Ismail Z *et al*：Canadian Network for Mood and Anxiety Treatments（CANMAT）2016 clinical guidelines for the management of adults with major depressive disorder：section 6. Special populations：youth, women, and the elderly. *Can J Psychiatry* **61**：588-603, 2016

3) 日本うつ病学会 気分障害の治療ガイドライン検討委員会：日本うつ病学会治療ガイドライン 高齢者のうつ病治療ガイドライン，2020 年 7 月 1 日（https://www.secretariat.ne.jp/jsmd/iinkai/katsudou/data/guideline_20200713.pdf）

4) Alexopolos GS, Meyers BS, Young RC *et al*：'Vascular depression' hypothesis. *Arch Gen Psychiatry* **54**：915-922, 1997

5) Starkstein SE, Mayberg HS, Preziosi TJ *et al*：Reliability, validity, and clinical correlates of apathy in Parkinson's disease. *J Neuropsychiatry Clin Neurosci Spring* **4**：134-139, 1992

うつ病看護ガイドライン

野末 聖香

NOZUE Kiyoka

慶應義塾大学看護医療学部

KEY WORD

うつ病，うつ病看護，ガイドライン

はじめに

うつ病は，人々の健康と幸福に影響を与える深刻な病である．地域，医療施設，産業保健，学校保健などさまざまな場で働く看護職には，うつ病を予防し，早期に発見し，ケアする実践力が求められる．そこで，日本うつ病学会ではうつ病看護において看護職が身につけておくべき標準的な知識・技術の体系化を目指し，「うつ病看護ガイドライン」[1]を作成した．

作成にあたっては，国内外で広く活用され参考にされているテキスト，論著，関連するガイドライン，研究論文を活用した．また経験的に効果があるとされている介入を文献や資料に基づいて明文化した．うつ病は個別性，多様性の高い疾患であり，疾患に伴って生じる個人の反応はさまざまである．ガイドラインはあくまで基本的な見方・考え方を示すものであり，患者に適用する際には，本ガイドラインを参考にしつつ，個別性を考慮して看護にあたる必要があることを前提とした．

本稿では，ガイドラインの構成，作成方法，うつ病看護の概要，ガイドラインに関する今後の課題について述べる．

 ### 1. うつ病看護ガイドラインの構成と作成方法

まず，うつ病看護の目的と，さまざまなうつ病看護の場面で共通して理解しておくべき看護の原則を，ついでうつ病看護をおこなううえで必要なアセスメントの視点やアセスメントの方法を示した．そして，重症度別（軽症，中等症・重症）および自殺リスクがある患者の看護，うつ病治療〔薬物療法・電気けいれん療法（electro convulsive therapy：ECT）〕における看護，ライフサイクル（児童思春期，周産期，老年期）における看護，身体疾患患者のうつの看護について記述した．さらに介入技法として，認知療法・認知行動療法，心理教育，リラクセーション療法，マインドフルネス，アサーション・トレーニング，家族支援，をあげ，それぞれの理論と技法について述べた（表❶）[1]．なお，重症度別の看護，ライフサイクルに応じた看護，介入技法の章では，対象の状態・状況をアセスメントする視点とその方法をあげ，看護の内容を示した．ガイドラインの活用にあたっては，1〜5章はすべて読んでいただき，対象による看護のポイントを知りたい場合は6章の各項を，特定の介入技法を用いて実践している看護職の方々には7章の各項を参考にしていただきたい．

 ### 2. うつ病看護の目的と原則

うつ病看護の目的は，うつに伴う患者のさまざまな苦痛を緩和し，安全を守り，生理的ニーズを満たすことを助け，自尊心の回復と社会生活上の不適応を改善することにより，患者がより自分らしく，毎日を過ごすことができるよう支援することである．

この目的のために，看護の原則である①患者との治療的相互関係を構築する，②安全な環境を提供し，自殺を予防する，③セルフケアを支援する，④自尊心の低下を改善し，自己肯定感を高める，⑤社会的相互関係の維

表❶ 「うつ病看護ガイドライン」の構成

1. はじめに：本ガイドラインについて
2. うつ病看護の原則
3. うつ病看護におけるアセスメント
4. 重症度に応じた看護
　4-1. 軽症うつ病　4-2. 中等症・重症うつ病
　4-3. 自殺のリスクがある患者
5. うつ病の治療と看護
6. 対象に応じたうつ病看護
　6-1. 児童思春期　6-2. 周産期　6-3. 老年期
　6-4. 身体疾患患者
7. 介入技法
　7-1. 認知療法・認知行動療法　7-2. 心理教育
　7-3. リラクセーション療法　7-4. マインドフルネス
　7-5. アサーション・トレーニング　7-6. 家族支援

（日本うつ病学会　気分障害の治療ガイドライン検討委員会, 2020[1]) より引用）

表❷ うつ病看護におけるアセスメント

1. うつ病に気づくための視点
2. うつ病の診断基準：DSM-5
3. うつ病のスクリーニング
4. 機能の全体的評定
5. 自我機能とパーソナリティ
6. 看護ケアにおけるアセスメント
　1）患者の全体的・鳥瞰的理解　2）自殺リスク
　3）セルフケア
　4）ストレスに対する認知と対処　5）社会的相互作用
　6）否定的自己評価・自尊心低下のレベルや内容

持・獲得を支援する，⑥生活の再構築を支援する，に基づき看護を展開する．

3. うつ病看護におけるアセスメント

　うつ病は早期に発見し，悪化や慢性化を防ぐことが必要であるが，発症後 6ヵ月から 2年は未治療の状態がつづき，自ら援助を求めて適切な処置を得ているのはその約1/3であるといわれている[2]．また，身体疾患患者のなかでうつ病や適応障害と診断される割合は 10～30%であり[3]，身体的不調が前面に出ることで正しい診断・治療に結び付きづらいという難しさがある．うつが軽度から中等度の場合，重度よりも診断面で相応の専門的力量を要することも指摘されており[4]，地域，医療機関，学校，産業など多様な場で働く看護職には，うつを見落とさないようにアセスメントする力量が求められる．そのため，ガイドラインでは，表❷のようなアセスメントの視点と評価指標，評価方法を示した．

4. うつ病の重症度に応じた看護

1）軽症うつ病患者に対する看護

　軽症うつ病患者に対する看護のポイントはつぎの通りであり，どのレベルのうつにも共通しておこなうべき看護の基本となる．①患者中心の態度を維持し，つねに患者を尊重し共感的にかかわる，②支持的なコミュニケーションをおこなう，③安心と情報を提供する，④セルフ

ケアの支援をおこなう，⑤身体疾患をもつ場合，身体症状の緩和，身体の安楽を提供する，⑥周囲のサポート力を高める，⑦リラクセーション法について説明し，一緒に実施する，⑧うつ病の程度の確認と再評価をおこなう．さらに，家族に対するサポートも重要である．

2）中等症・重症うつ病患者に対する看護

　中等症・重症うつ病患者はつぎのような特徴をもつ．①一時的に認知機能が低下することがある，②幻覚・妄想・混迷・拒絶・カタレプシーなどの精神病症状が出現することがある，③セルフケアが障害されやすい，④全般的な日常生活動作（activities of daily living：ADL）の低下により自尊心の低下や転倒転落のリスクが生じる，⑤休息が取れない場合，環境調整が必要となる，⑥自ら苦痛や辛さを訴えられなくなる場合がある，⑦過去に自殺企図歴がある場合は再企図のリスクが高い，⑧薬物療法，精神療法に加え ECT が必要な場合がある，⑨患者だけでなく，家族も不安を感じている．

　したがって，これらを予測し，アセスメントして看護にあたる必要がある．

3）自殺のリスクがある患者

　うつ病看護において自殺リスクのアセスメント，自殺企図後のケア，再企図予防は非常に重要である．自殺のハイリスク患者を発見し早期に対応するためには，患者が辛さを表出してもよいと思えるような関係を構築すること，隠された自殺念慮に気づくことが重要である．自殺念慮の評価については，①自殺を企図したのかどうかの確認（身体を損傷し，病院搬送された場合），②自殺念慮の正確な把握，③自殺の計画性，④自殺の危険因子の把握と，⑤自殺の保護因子の強化が重要である．自殺企

図後のケア・再発予防として，①患者の力になりたいことを表明する，②安全を確保する，③多職種で連携する，④相談機関に関する情報を提供する，⑤家族や身近な人たちに働きかける，⑥支援を継続する，などが必要である．

ガイドラインでは，以上のような重症度別看護の各項目について具体的に記述した．

5. うつ病の治療と看護

うつ病に対する治療は，おもに薬物療法，精神療法，ECT がおこなわれる[5]．看護は，治療がより効果的におこなわれるよう，また治療の効果や有害反応を観察し，患者が納得し安心して治療や療養に専念できるよう援助する．本ガイドラインでは，薬物療法および ECT における看護について記述している．薬物療法については抗うつ薬の作用と有害作用と観察のポイントや服薬支援の具体的な方法を，ECT については ECT の概要を述べたうえで施術前の準備と施術後のケアについて示した．

6. 対象に応じた看護

この章では，児童思春期，周産期，老年期という発達段階の特徴に応じたうつ病患者の看護を示している．

児童思春期は第二次性徴を契機として身体・心理・社会的に成長発達する時期である．成長発達過程を理解する視点を示したうえで，うつのアセスメントをおこない，アセスメントに基づいたセルフケア支援，心理教育的アプローチ，さらにうつ状態のレベルに応じた看護について記述している．

周産期はうつ病の有病率が高いが治療につながらないことも多いため，スクリーニングが重要である．そのポイントや，胎児や授乳への影響を考慮した非薬物療法的アプローチとしての心理社会的介入，代替補完療法などについて述べた．

老年期は，老化とともに生活状況・環境の変化がありうつ状態をきたしやすい．老年期の心身の状態を理解する視点やうつに陥りやすい危険因子，うつを発見するための観察項目をあげている．さらに薬物療法，精神療法中の留意点，うつ病高齢者への看護の要点，さらに介護

者への支援について記述した．

7. 介入技法

最後の章では，看護職が活用できるうつ病患者に対する介入技法として認知療法・認知行動療法，心理教育，リラクセーション療法，マインドフルネス，アサーション・トレーニング，家族支援，をあげ，各技法の解説，具体的な技法，看護への適用，留意点などについて述べた．

おわりに

今後は，ガイドラインの広報・普及に努めるとともに，活用してくださった方々からフィードバックをいただき，更新していきたい．また，ガイドラインの質を高めるため，うつ病看護に関する研究，実践活用とその評価を積み重ねていく必要がある．

ガイドライン編集：野末聖香，杉山暢宏
執筆（五十音順）：宇佐美しおり，岡田佳詠，香月富士日，河野佐代子，小板橋喜久代，小高恵実，佐藤寧子，玉木敦子，野末聖香，長谷川雅美

文献

1) 日本うつ病学会 うつ病看護ガイドライン，日本うつ病学会 気分障害の治療ガイドライン検討委員会，東京，2020 年 7 月 29 日
2) Kessler RC, Berglund P, Demler O *et al*：The epidemiology of major depressive disorder：results from the National Comorbidity Survey Replication（NCS-R）．*JAMA* **289**：3095-3105, 2003
3) 野木裕子，山脇成人：がんなどの身体疾患が誘発するうつ病の早期発見と心のケア—各診療科で"合併症"としての「うつ病」を見落とさないためのポイント，医学芸術社，東京，2003，p10
4) 村松公美子，宮岡等，上島国利ほか：プライマリケアにおけるうつ病スクリーニングに有用な評価ツール—Patient Health Questionnaire（PHQ-9）について—．精神科治療学 **23**：1299-1306, 2008
5) うつ病治療ガイドライン第 2 版，気分障害の治療ガイドライン作成委員会編，日本うつ病学会監修，医学書院，東京，2017

Memo

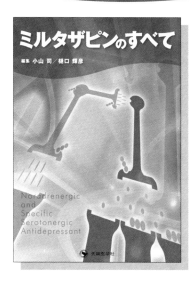